AF468763

DES

EAUX MINÉRO-THERMALES

DE

BAGNOLES (de l'Orne).

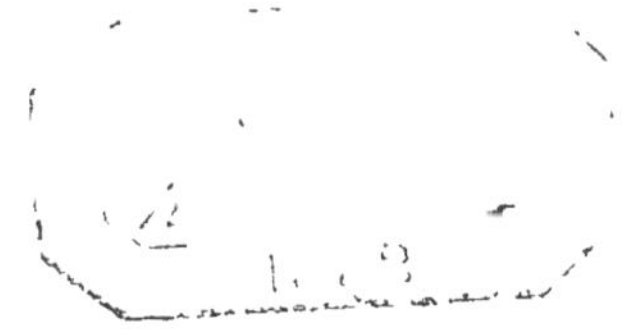

DES

EAUX MINÉRO-THERMALES

DE

BAGNOLES (DE L'ORNE)

PAR LE D^{TEUR} CH. LE BRETON

Médecin-Inspecteur.

BIBLIOTHÈQUE NATIONALE R.F.

IMPRIMERIE BÉNARD ET Cie, Srs DE LACRAMPE

RUE DAMIETTE, 2

1852

DES

EAUX MINÉRO - THERMALES

DE

BAGNOLES (DE L'ORNE).

Depuis ces dernières années, de remarquables et nombreuses publications ont fixé l'attention médicale sur une des questions les plus intéressantes de la thérapeutique : celle des Eaux minérales. Ces travaux n'ont pas eu pour but unique de publier hautement les bienfaits qu'on en retire ; ils ont servi surtout à résoudre scientifiquement une partie des difficultés que soulève leur application.

On comprend en effet l'hésitation des médecins eux-mêmes, en présence de plusieurs sources, qui, réputées de température et de composition chimique parfaitement identiques, ont une action différente, et sont inégalement tolérées par les malades. Le doute que jette cette insuffisance des analyses chimiques, nous place dans l'impossibilité d'expliquer la manière absolue dont agit chacune d'elles, et nous fait sentir que le seul moyen qui reste aux médecins de se mettre à l'abri de toute erreur, consiste à puiser ses enseignements dans l'observation des faits.

Ce n'est pas que l'empirisme seul doive nous servir de guide; mais nous pensons qu'il faut se réfugier dans un éclectisme éclairé à la fois, et par l'observation clinique, et par les données que nous fournissent les analyses chimiques.

Parmi les établissements dont la science s'est occupée, celui de Bagnoles est peut-être le seul qui, malgré toute sa valeur thérapeutique, n'ait point encore fourni les indications bien précises pour son application.

Jusqu'ici, un concours de plusieurs circonstances : l'éloignement du médecin inspecteur, le changement des médecins sédentaires, avait empêché qu'on ne fît de ces eaux un examen sérieux; et en l'absence de toutes ces conditions nécessaires à d'éclatants succès, il ne fallait pas moins que toute l'efficacité dont elles jouissent, pour amener à Bagnoles un si grand nombre de malades.

En effet, depuis trois années que j'étudie avec la plus sévère exactitude, les propriétés thérapeutiques de cette source, j'ai vu un si grand nombre de malades, atteints de troubles des fonctions digestives, trouver par l'usage de ces eaux, un soulagement qu'ils étaient allés chercher en vain à plusieurs autres établissements thermaux, que je n'hésite pas à affirmer que les eaux de Bagnoles doivent être classées, par leur utilité, aux premiers rangs des eaux minérales de France.

La source thermale a 25 ° c. Elle dégage en grande quantité de l'acide carbonique et du gaz azote. Elle contient en outre quelques principes minéralisateurs; des sulfures, de petites proportions de muriate de chaux, de magnésie, de sodium, etc.

La source froide est une des meilleures préparations ferrugineuses naturelles connues.

Il est facile de comprendre ce que peuvent obtenir la thérapeutique et l'hygiène dans un point où la nature a accumulé ces puissants agens modificateurs de l'économie : de l'acide carbonique, de l'azote, du fer.

Aussi, nulle part on ne peut trouver une application plus absolue de ce qu'on sait de certaines eaux minérales; qu'elles possèdent cette double action de rétablir les fonctions de la peau et de modifier la membrane muqueuse intestinale.

Les eaux de Bagnoles augmentent au plus haut degré la vitalité générale; mais c'est sur le tube intestinal que son action se manifeste d'une manière spéciale. Elles raniment l'inertie des organes digestifs. Aussi toutes ces affections gastriques si nombreuses et si communes : gastralgies, dyspepsies, diarrhées chroniques, y sont, sans exception, guéries ou modifiées heureusement par l'emploi de ces eaux.

Leur efficacité est constante, dans les innombrables variétés de névroses qui ne sont, la plupart du temps, que le résultat d'un état morbide de l'appareil digestif, et la conséquence d'une perversion de la nutrition. Toutes les fonctions de l'économie sont solidaires des fonctions digestives; si l'estomac cesse de fonctionner, une mauvaise assimilation ne fournit plus au sang les éléments qui lui sont nécessaires, l'équilibre si indispensable à la vie physiologique est détruit, et bientôt naissent tous ces troubles graves de la santé, toutes ces perturbations du système nerveux qui réduisent les malades à un si profond désespoir.

Toutes ces affections caractérisées par la défibrination du sang ne s'enchaînent-elles pas? Chloroses, aménorrhées, leuchorrhées, cachexies de toutes sortes, n'ont d'autre origine que des perturbations dans les phénomènes de la nutrition.

Entre l'insuffisance de cette grande fonction assimilatrice et la faiblesse générale, il existe une action de cause à effet réagissant constamment l'une sur l'autre.

Indépendamment de cette heureuse influence des eaux de Bagnoles sur le système nerveux et les fonctions assimilatrices, elles exercent sur toute la circulation, et particulièrement sur la circulation capillaire, une action qui ne saurait être attribuée ici à sa température, comme cela peut se dire des eaux de Plombières, de Néris, etc., qui n'ont pas moins de 40 à 50°; aussi l'action qu'elle exerce, due exclusivement à sa composition chimique, loin d'être passagère, se montre régulièrement persistante. La démonstration de son influence m'a été maintefois révélée par la réapparition d'hémorrhoïdes supprimées, le retour de flux menstruels pervertis, etc., etc.

Mais ce que crois digne de fixer au plus haut point l'attention des médecins, c'est qu'à côté de cette stimulation des fonctions digestives, les Eaux de Bagnoles exercent une action sédative sur l'hérétisme nerveux de l'estomac, et sont tolérées par tous les malades sans exception : pendant les convalescences des maladies les plus graves, telles que des fièvres typhoïdes, des chloroses, des fièvres maraimateuses interminables, maladies qui, souvent, laissent après elles une sorte d'inflammation de tout le tube intestinal, avec langue rouge, sèche et dure, caractérisant un état particulier qui ne permettait plus l'administration des toniques, devenus cependant indispensables. Des malades de toutes espèces : des gastralgiques, des dispepsiques, des choréiques, des hypocondriaques, présentant cette bizarre susceptibilité particulière à ces affections, peuvent prendre des doses considérables d'Eau de Bagnoles sans jamais éprouver le plus léger trouble des voies digestives.

A quoi peut-on attribuer cette invariable tolérance des Eaux de Bagnoles? Est-ce à sa légèreté? à sa température? Est-ce surtout à la présence du gaz acide carbonique? Cette question comporterait de nombreuses explications, mais dans le doute où nous place l'état de la science, je me borne à constater le fait, et le livrer à l'appréciation des médecins.

Quelques exemples suffiront pour démontrer d'une manière bien évidente, l'action physiologique essentielle, la propriété stimulante énergique de ces eaux sur les fonctions de la peau, les phénomènes de la nutrition, et de là, sur la composition du sang.

Tous les malades réunis à Bagnoles ont été frappés par la guérison complète d'une de ces paralysies si graves qui envahissent graduellement tout l'appareil locomoteur, et que l'on considère presque toujours comme incurables.

Une jeune femme, d'une constitution extrêmement lymphatique, avait les membres inférieurs, les organes du bassin entièrement paralysés depuis cinq ans.

Les jambes demeuraient complètement insensibles sous les douches, quelle qu'en fût la température. On voyait tous les jours la paralysie faire des progrès, atteindre les organes de la digestion, de la respiration, et menacer d'une fin prochaine et affreuse ce qui restait de cette triste vie.

Cependant la saison des eaux finie, les fonctions digestives, qui étaient presqu'entièrement abolies, parurent se réveiller un peu, et j'engageais Madame de B*** à prolonger son séjour à Bagnoles. Alors, sans autre traitement que l'eau minérale des deux sources, qu'elle prit alternativement en boisson, elle sentit si bien qu'elle revenait à une nouvelle existence, qu'elle eut le courage de passer l'hiver dans cet endroit isolé et souvent couvert de neige. Au bout de quelques mois, l'amélioration fut rapide ; dans le mois de janvier, Madame de B*** restait assise plusieurs heures par jour, elle commençait à marcher dans le mois de mars. Enfin, la saison des bains revenue, quelques douches complétèrent cette guérison si inespérée.

Madame R***, de Caen, est arrivée à Bagnoles présentant à peu près les mêmes symptômes extérieurs.

Épuisées par des hémorrhagies abondantes, elle voyait, depuis un an, l'affaiblissement musculaire atteindre progressivement les jambes et la colonne vertébrale. La marche était devenue presqu'impossible, mais la sensibilité était conservée. La digestion ne s'effectuait qu'avec une lenteur et une difficulté extrêmes, le pouls était d'une faiblesse excessive, les règles ne paraissaient plus. Après deux mois de séjour à Bagnoles Madame R*** partit ayant retrouvé des forces digestives, des forces musculaires, le teint avait repris de la coloration, le pouls du développement, et tout faisait prévoir une guérison qui, depuis, s'est en effet entièrement confirmée.

Madame de L***, de Nantes, jeune femme également lymphatique est arrivée à Bagnoles dans le même état d'épuisement, à la suite d'une couche très longue et très pénible. Même difficulté à marcher, mêmes faiblesses générales, digestives ; même succès.

De pareils faits parlent assez haut, et suffisent pour démontrer d'une manière bien précise l'utilité des Eaux de Bagnoles dans les chloro-anémies.

J'ai recueilli, depuis trois ans, près de deux cents observations qui, sans présenter les caractères de gravité des exemples que je viens de citer, ne sont pas moins importantes par leur fréquence que par les résultats obtenus : je veux parler des jeunes filles chlorotiques, de jeunes femmes avec cette prédominance lymphatique qui imprime à toute leur personne un cachet de souffrance et de tristesse qui leur rend l'existence si pénible.

Toutes présentaient le même cortége de symptômes; décoloration du teint, langueur physique et morale, humeur capricieuse, paresse à marcher, maux de reins, leuchorrhée, tiraillements d'estomac, diarrhée ou constipation, appétit irrégulier, bizarre ou manquant entièrement.

Je l'affirme, toutes guérissent, ou voient au moins cesser la plus grande partie de ces accidents. Ainsi, constamment retour de l'appétit et des digestions faciles, suppression des pertes blanches et des maux de reins; les forces renaissent, la marche devient aisée, le teint se ravive ; enfin le bien-être général qu'elles éprouvent leur fait ressentir, pour ainsi dire, le commencement d'une nouvelle vie.

La cessation des accidents dont je viens de parler, coincidant avec le retour régulier des fonctions sexuelles, m'a bien suffisamment démontré comment des jeunes femmes lymphatiques, qui, jusque-là avaient eu plusieurs fausses couches successives, ont pu arriver, pour la première fois, au terme de leurs grossesses, après avoir fait usage des Eaux de Bagnoles.

Leur effet n'est pas moins efficace sur tous ces enfants lymphatiques, chétifs, scrofuleux qui arrivent avec un teint blafard, des muscles grêles et débilités suffisant à peine à leurs mouvements, tourmentés par des coliques, du ballonnement du ventre et une diarrhée incessante ; tous repartent avec la force, la vivacité et l'enjouement de leur âge.

Je ne puis mieux exprimer la valeur de ces Eaux qu'en

répétant ce que me disait une dame dans son enthousiasme maternel, en voyant guérir, par leur usage, deux jeunes enfants qu'elle traitait inutilement depuis de longues années par toutes les préparations analeptiques, toniques et ferrugineuses :

« Les eaux de Bagnoles, me disait-elle, devraient être l'hy-
« giène de tous les enfants des grandes villes, de tous les enfants
« languissants. »

Les deux faits suivants, bien intéressants par leur gravité ne le sont pas moins par les résultats auxquels ils m'ont conduit :

Un jeune enfant de six ans, voisin de Bagnoles, d'une constitution scrofuleuse, avait, depuis plusieurs mois, les jambes paralysées par un commencement de déviation de la colonne vertébrale, résultant d'une extrême faiblesse des muscles et des ligaments. Deux mois après l'usage des Eaux, il commençait à se soutenir sur ses jambes, et le troisième mois voyait s'accomplir sa guérison.

Une pauvre fille de 12 ans, à laquelle M. Desnos fit, par charité, donner de l'Eau et des Bains, dont je n'espérais aucun résultat, tant le rachitisme avait altéré sa constitution, fut apportée à Bagnoles, ayant la colonne vertébrale entièrement courbée, les jambes fléchies au point que le menton touchait presque les genoux ; et cependant, à la fin de la saison, ce malheureux enfant marchait et se tenait à peu près droit.

Mais on ne saurait trop insister auprès des malades, pour leur faire comprendre combien sont loin de suffire les 25 jours passés habituellement près des sources minérales, quand il s'agit de modifier toute une constitution altérée depuis de longues années, et combien il est à regretter de voir interrompre une médication dont l'action favorable suit encore une marche progressive. Ce n'est qu'en prolongeant cette salutaire impulsion donnée à l'organisme qu'on obtient des résultats complets et durables. Il est vrai que dans le cours prolongé du traitement par Eaux minérales, il survient quelquefois de l'agitation, de l'insomnie, de la satiété en un mot, mais alors, pour faire cesser ces accidents, il suffit d'un repos de quelques jours, après lesquels il faut recommencer et continuer le plus longtemps possible, même après la disparition des symptômes morbides extérieurs, comme cela est nécessaire pour presque toutes les maladies de quelques durée. Ne voit-on pas reparaître les accidents fébriles, syphilitiques, etc., si l'on cesse trop promptement quinine et mercuriaux ?

Au reste, il est impossible de donner une idée des préjugés qui règnent encore de nos jours, à propos de l'emploi des Eaux minérales. Combien de malades n'osent prendre ni bain, ni médicament, s'il ne s'est écoulé des mois depuis la fin de leur saison ; erreur d'autant plus regrettable que la propriété remarquable des Eaux, quand elles ne guérissent pas complètement, est de prédisposer à l'emploi des médicaments.

Ainsi que d'enfants, de jeunes filles chlorotiques, des convalescents de longues maladies n'ai-je pas vu retirer un très grand avantage des toniques, des ferrugineux qu'ils ne pouvaient tolérer avant l'usage des Eaux, et que d'exemples j'ai recueillis de malades qui, immédiatement après une saison passée à Bagnoles, prenaient, avec un très grand bénéfice, des bains de mer, des bains de rivière qu'ils ne pouvaient supporter avant. Chose du reste facile à expliquer ; sous l'influence des Eaux, ils avaient acquis l'énergie vitale nécessaire à la réaction qu'on avait vainement cherché jusque-là à provoquer chez eux à l'aide de ces immersions froides, lesquelles, conseillées souvent sans un examen bien réfléchi, ne manquent pas de produire, chez des constitutions trop débilitées et incapables de réaction, un effet contraire à celui qu'on en attend; elles congestionnent les vicères, et déterminent alors l'agitation, la céphalalgie, des mouvements fébriles, etc., etc.

J'ai même la conviction qu'un malade qui ferait successivement usage de plusieurs Eaux minérales présentant des propriétés thérapeutiques analogues, retirerait de cette mesure le même avantage qu'on obtient de l'emploi varié des médicaments d'une même classe dans une multitude d'affections de longue durée. Dans la chlorose, la syphilis, les maladies nerveuses et généralement toutes les affections les plus réfractaires, n'a-t-on pas reconnu la nécessité de varier constamment les ferrugineux, les mercuriaux et les antispasmodiques.

Une autre habitude vicieuse contre laquelle on ne saurait trop s'élever, c'est que, s'il est difficile d'obtenir des malades de prolonger l'usage des Eaux minérales, il est presque également impossible de vaincre cette singulière *routine* qui les conduit à prendre invariablement 21 ou 25 bains sans aucune interruption; ils n'attachent d'importance qu'au nombre de bains sans tenir aucun compte de la propriété des Eaux, à peine de la forme sous laquelle elle s'emploie; et cependant considérée comme médication, les résultats dépendent de l'opportunité de son application, des conditions spéciales dans lesquelles elles sont administrées, des dispositions individuelles, etc. Nombre, durée, température, tout est important. Ainsi, quelle différence n'existe-t-il pas entre l'effet de l'usage prolongé des bains, selon qu'ils sont chauds, frais ou froids? quels précieux avantages ne retire-t-on pas des affusions, des bains de pluie dans certaines affections nerveuses, anémiques, etc.? qui pourrait méconnaître l'efficacité des douches internes pour remédier à des constipations opiniâtres, tonifier des intestins paresseux ou des atonies de l'utérus? quels bénéfices n'obtient-on pas des douches répétées sur les extrémités inférieures, s'il s'agit de combattre l'aménorrhée, des névralgies, des céphalées persistantes, etc.

Il est encore plus important de diriger les malades dans l'usage des Eaux prises à l'intérieur; quelles précautions n'exigent pas certains estomacs gastralgiques, dyspepsiques, chez lesquels une abstinence presque complète de toute boisson est indispensable, quand au contraire une grande quantité de liquide est nécessaire à quelques autres.

J'ai remarqué que l'on conseillait d'une manière trop absolue aux malades de prendre les Eaux pendant les plus grandes chaleurs de l'été. S'il est, en effet, des affections telles que des rhumatismes, des maladies cutanées, des maladies de poitrine pour lesquelles cette condition soit préférable; il en est d'autres comme les dyspepsies et certaines affections nerveuses qui éprouveraient des effets plus heureux et plus prompts de l'usage des Eaux minérales pendant les mois de juin ou de septembre, époque à laquelle la température permet l'excercice absolument nécessaire à ces malades. Au printemps surtout, les névralgies, les constitutions nerveuses sont exaltées; on a tord de ne pas recourir alors à ce moyen hygiénique, une circulation vraiment plus active se fait sentir à cette époque de l'année et semble communiquer à l'organisme une impulsion nouvelle qui viendrait en aide à l'effet curatif des Eaux.

Je pourrais encore dans la pratique des Eaux minérales signaler une foule d'habitudes vicieuses, particulièrement dans le régime alimentaire des personnes atteintes des maladies dont je viens de parler; mais entrer dans la description de toutes les nuances qui les caractérisent, me conduirait à des détails que je ne puis aborder ici. Du reste, tous les symptômes qui servent à établir le diagnostic différenciel de la gastralgie et de la dyspepsie ont été si bien décrits de nos jours par MM. Chomel, Barras, etc., qu'il est inutile de le répéter ici. Je dois cependant faire observer que si, dans les nombreuses affections du tube intestinal que j'ai observées depuis quelques années à Bagnoles, j'ai, comme eux, constaté des cas de gastralgies très douloureuses qui n'étaient qu'un mal local, et des dyspepsies accompagnées de troubles graves de la santé, sans être accompagnées cependant de la plus légère douleur gastralgique; le plus souvent, ces différences n'existent qu'au début pour diminuer si la maladie se prolonge; les s mptômes tendent graduellement à se rapprocher, à se confondre, et à constituer une seule et même affection; j'ai toujours vu une gastralgie prolongée déterminer des altérations dans les phénomènes de la nutrition et présenter alors tous les caractères morbides communs à la dyspepsie.

Diminution des forces digestives, affaiblissement général, engourdissement après le repas, céphalalgie, réfroidissement des extrémités, lenteur du pouls, développement du gaz très douloureux dans l'estomac, palpitations, hypocondrie; phénomènes morbides qui entraînent après eux une surexistation excessive du système nerveux, quelquefois portés jusqu'à des vertiges, des manies. Toutes ces affections sont le résultat d'une mauvaise assimilation, dépendant d'un état pathologique des fonctions digestives; à toutes même thérapeutique, même hygiène : toniques modificateurs de l'appareil digestif, des fonctions de la peau, etc.

Dans ces simples réflexions, ne peut-on pas trouver l'explication des effets remarquables et quelquefois si prompts d'un agent médical qui, par ses propriétés apéritives et stimulantes, ramène si heureusement l'économie au type normal de la santé.

Parmi les diverses affections gastriques que j'ai recueillies, j'en ai vu de très-profondes, très-rebelles, disparaître à la source de Bagnoles en quelques semaines seulement, d'une manière bien digne de remarque.

Une des illustrations maritimes de notre pays, l'amiral *** avait, depuis de longues années, une vie attristée par toutes les tortures d'une gastralgie aiguë. La nature de ses occupations lui avait fait essayer de tous les climats, il avait inutilement employé tous les moyens thérapeutiques, toutes les sources minérales. N'osant plus manger, il était arrivé à nne maigreur excessive. Mon père l'envoya à Bagnoles et, en quelques jours seulement, l'amiral *** vit disparaître ses douleurs et retrouva appétit, digestions et repos.

Un jeune prêtre, atteint depuis deux ans d'une gastralgie aiguë avec les plus vives douleurs des plexus nerveux des l'estomac et de l'abdomen, s'irradiant entre tous les trajets intercostaux jusqu'aux lombes, était sujet à des vomissements fréquents; il avait alternativement essayé de toutes les médications, de tous les régimes, et depuis deux mois ne vivait plus que de quelques tasses de lait. Lorsqu'après l'avoir examiné je l'engageai à prendre des aliments tout en faisant usage des Eaux de Bagnoles, il m'exprima de telles craintes qu'elles eussent paru exagérées à des médecins eux-mêmes qui, comme moi, n'auraient pas été si profondément convaincus par ce que j'ai vu, et surtout par ce que j'ai éprouvé moi-même des intolérables douleurs causées par l'alimentation dans un état semblable au sien. Cependant, cédant à mes instances, il commença à manger et, sous l'influence de l'Eau de Bagnoles, il ne vit plus reparaître un seul vomissement; il ne souffrait plus, et dès lors j'eus presque les mêmes difficultés à contenir son avidité que j'avais eu de peine à obtenir qu'il prît quelques aliments. Au bout d'un mois il quitta Bagnoles complétement guéri.

Une dame de Nantes, âgée de 50 ans, était depuis plusieurs années en proie à des douleurs cardialgiques accompagnées de symptômes qui lui causaient de vives terreurs. Elle éprouvait après chaque repas des palpitations, des réfroidissements et des étourdissements qui l'obligeaient à se coucher. Depuis deux mois surtout les vomissements qui devenaient plus fréquents mettaient sa vie en danger. La maigreur, la sécheresse et la coloration cachexique de la peau étaient excessives. Le système musculaire était presque atrophié. Chez cette malade qui arrivait avec la persuasion qu'elle devait manger après chaque vomissement, car elle disait alors qu'elle perdait toutes ses forces, ce que j'eus le plus de peine à obtenir, fut qu'elle se soumit à un régime assez sévère. Pendant le cours du premier mois qu'elle passa à Bagnoles, les vomissements diminuèrent graduellement et, quand vint la fin du deuxième mois, elle partit; ses fonctions digestives s'accomplissaient régulièrement, et elle avait recouvré des forces musculaires et un commencement d'embonpoint.

Une jeune femme de Paris, Madame de R***, était, depuis trois ans, à la suite d'une fièvre typhoïde, dans un état de véritable dépérissement, l'amaigrissement était squelettique malgré une alimentation abondante et assez régulière; mais aucune réparation, les aliments n'étaient pas digérés. Constipation invincible, aménorrhée, réfroidissement général; mais surtout des extrémités que rien ne pouvait réchauffer. Elle avait essayé, sans succès, de tous les toniques, des ferrugineux et, à plusieurs reprises, des bains de mer, des bains de rivière qui lui causaient invariablement de la fièvre, de l'insomnie, une surexcitation nerveuse intolérable. Après un mois de séjour à Bagnoles, elle avait retrouvé des forces digestives, des forces générales de la coloration et de la chaleur à la peau. Quelques bains de mer que je lui conseillai alors immédiatement après l'usage des eaux minérales, complétèrent entièrement sa guérison.

Un de nos célèbres professeurs de Paris envoya à Bagnoles une jeune fille qui, également à la suite de fièvre typhoïde, était dans un état cachectique qui laissait peu d'espoir de guérison.

Elle vivait de quelques tasses de lait qu'elle ne tolérait même qu'accompagnées d'opiacés. La langne rouge, avec des symptômes d'inflammation gastro-intestinale, elle ne pouvait supporter aucune médication, aucune alimentation. Devenue d'une pâleur excessive, complétement exsangue, ses jambes ne pouvaient la supporter. Aménorrhée, constipation invincible, insomnie, etc. Elle avait inutilement essayé de plusieurs sources minérales.

Quinze jours après son arrivée à Bagnolles, elle commençait à manger; le sommeil, les forces, une légère coloration revenaient; enfin elle partit au bout de deux mois mangeant, digérant, et dans un état qui permettait l'emploi de moyens qui devaient assurer une guérison qu'elle ne pouvait espérer avant l'usage des eaux de Bagnoles.

Un jeune homme de trente-cinq ans, atteint depuis quelques mois d'une dyspepsie, est arrivé de Paris dans un état de langueur et de découragement profonds. D'une bonne constitution et doué jusque-là d'intelligence et de courage, il disait qu'il avait perdu la mémoire, toute faculté du cerveau, et je l'ai quelquefois trouvé, pendant les premiers jours de son séjour à Bagnoles, versant d'abondantes larmes, il me disait qu'il se sentait mourir. Cependant il mangeait assez régulièrement et sans éprouver aucune douleur gastralgique. Constipation opiniâtre. En quinze jours, il éprouva une amélioration si rapide, qu'il ne cessait de répéter que les accidents suspendus allaient reparaître; ce qui n'empêcha pas qu'au bout de six semaines il partit entièrement guéri.

Un malade qui présentait quelques symptômes de dyspepsie,

accompagnés d'accidents beaucoup plus graves, faisant craindre une affection de la moëlle épinière, m'a offert un exemple d'une guérison aussi prompte.

M. de L*** est arrivé à Bagnoles dans un état de maigreur et de faiblesse si excessive, qu'il ne marchait plus qu'avec une très-grande difficulté. Plongé dans un profond désespoir, ce malade n'avait que des pensées de mort et de suicide. Je reconnus chez lui une spermathorrée abondante; deux mois de traitement à Bagnoles le rétablirent entièrement.

M. B*** était atteint, à la suite d'une dyssenterie adynamique, d'une affection des voies digestives, qui, depuis deux ans, résistait à toutes les médications, à tous les soins hygiéniques et mettait sa vie en danger.

Tous les aliments, quels qu'ils fussent, traversaient le tube intestinal sans qu'ils eussent subi aucun changement, aucun commencement de digestion. Il en résultait une faiblesse extrême, avec pâleur, petitesse du pouls, refroidissement excessif, tous les symptômes enfin qui faisaient porter sur le malade le pronostic le plus grave. Après deux mois de séjour à Bagnoles, il partit en pleine voie de guérison; ce qui était attesté par la régularité des digestions, l'assimilation réparatrice des aliments, retour de la coloration des capillaires de la peau, et même par un commencement d'embonpoint.

Un jeune professeur de mathématiques vint de Paris avec une affection caractérisée par des phénomènes à peu près de même nature; seulement les évacuations étaient accompagnées de douleurs vives. Même faiblesse, même dépérissement.

Chez ce malade, l'usage des eaux rétablit plus promptement encore la régularité des digestions et de l'assimilation. Je l'engageai à passer un mois au bord de la mer après son séjour à Bagnoles, et il retourna à Paris complètement guéri.

Dans ces quelques faits pris au hasard au milieu d'un grand nombre d'observations, je n'ai point rapporté d'exemple de malades qui, sans présenter tout l'ensemble des caractères de la dyspepsie et de la cardialgie, offraient cependant un ou plusieurs des symptômes qui se rattachent à ces maladies; les uns arrivaient avec de vives douleurs, les autres avec la diarrhée chronique; tel ne présentait qu'une simple difficulté dans la digestion, tel autre n'accusait qu'un état anémique ou de troubles nerveux généraux; tous se trouvaient merveilleusement de l'emploi des eaux de Bagnoles, qu'ils quittaient débarrassés des accidents qui les avaient amenés.

La dernière épidémie du choléra m'a offert un nouvel exemple bien frappant de la puissante efficacité des eaux de Bagnoles dans les convalescences habituellement si lentes de cette cruelle maladie.

Plusieurs soldats d'Afrique, après des dyssenteries et des fièvres opiniâtres, des marins qui, par suite d'un séjour prolongé dans des climats chauds, arrivaient avec le teint prononcé des cachexies, une atonie profonde de tout le tube intestinal, voyaient rapidement reparaître, pendant leur séjour à Bagnoles, l'appétit, la coloration de la peau et le retour des forces.

La remarque suivante m'a encore confirmé incontestablement cette propriété spéciale des eaux de Bagnoles dans les affections gastriques.

Les habitants du voisinage sont souvent atteints de douleurs gastralgiques, de coliques, de diarrhée, dues certainement à un mauvais régime alimentaire (pain de sarrazin, cidre de mauvaise qualité) ; tous ces malades guérissent par l'usage de quelques verres d'eau de Bagnoles que le propriétaire donne à ceux qui se présentent. Il n'y a là aucun bénéfice de changement d'air et de pays,

Les eaux de Bagnoles offrent une précieuse ressource pour combattre les douleurs rhumatismales chroniques, musculaires et articulaires, les paralysies, les névralgies, etc,, etc.

Je me bornerai à citer quelques observations qui peuvent donner une idée de leur puissance résolutive.

Un vétérinaire de Nonant est venu avec un rhumatisme articulaire aigu d'un genou ; douleurs très vives, fièvre, insomnie, je n'osais le baigner tant je craignais de voir les autres articulations devenir le siége de la même affection ; cependant cédant à ses instances, je lui laissai prendre des douches de vapeur, et en quelques jours seulement, il obtint une guérison complète. Toutefois, repris dans le mois de septembre de la même maladie à l'autre genou, il revint à Bagnoles, et y obtint aussi promptement le même résultat.

Une jeune femme de la Bretagne avait, à la suite de rhumatismes articulaires, perdu, depuis plusieurs années, l'usage d'un bras qu'on croyait complètement ankilosé. Ayant recouvré quelques mouvements l'année dernière après un mois de séjour à Bagnoles, elle y est revenue cette année, et elle peut aujourd'hui exécuter tous les mouvements du bras.

Un jeune homme d'Alençon ayant, depuis plusieurs mois, une hydarthrose complète d'un genou avec gonflement considérable, fluctuation, douleur, impossibilité de marcher, avait employé vainement sangsues, ventouses, bains de vapeur, vésicatoires, etc. Au bout de quinze jours de douches d'eau thermale, diminution sensible; après quinze autres jours de douches de vapeur la résolution fut complète, et il partit entièrement guéri.

Une dame de Nantes avait également, depuis deux ans, une hydarthrose chronique du genou avec épanchement considérable, et avait aussi employé sans succès toutes les médication résolutives.

Elle était dans les plus mauvaises conditions de guérison; très lymphatique, très-grasse, elle ne pouvait marcher. Elle partit après six semaines, ne conservant plus qu'un peu d'empâtement au genou; mais ayant obtenu la résorption du liquide, et marchant avec assez de facilité et sans douleurs.

Si je cite ces deux observations entre plusieurs autres; c'est qu'elles ont été très remarquables par la gravité et la rapidité de la cure; mais cette maladie avec distension et gonflement des membranes synoviales, amène chaque année à Bagnoles, de nombreux malades dont je ne veux pas multiplier ici les exemples qui se ressemblent presque tous.

Parmi les nombreux paralysés venus chercher du soulagement à Bagnoles, j'y ai recueilli, cette année, deux observations de maladies très graves en apparence, présentant les mêmes symptômes intérieurs, mais différents par la cause, très rapidement modifiées par l'usage de ces eaux.

Deux jeunes femmes, l'une de Caen, l'autre de Paris, toutes deux se croyant atteintes de maladie de la moelle épinière, arrivèrent à Bagnoles trainant les jambes et ne pouvant marcher qu'à l'aide de deux bras. L'une d'elles, d'une bonne constitution, affectée seulement de rhumatismes, obtint une entière guérison.

L'autre malade, très lymphatique, avait une affection résultant d'affaiblissement du système musculaire; elle éprouva une très grande amélioration, et elle attend le retour de la saison des bains pour compléter une guérison que fait espérer le succès qu'elle y a déjà obtenu.

Un jeune employé des droits réunis qui avait passé toutes les journées d'hiver à cheval, fut pris d'une douleur sciatique aiguë que rien ne pouvait calmer, tout mouvement de la jambe était devenu impossible, et il se croyait obligé à renoncer à son état;

cependant après un mois de séjour à Bagnoles, il partait à cheval pour reprendre l'exercice de ses fonctions.

Beaucoup de paralysies, de rhumatismes musculaires des bras, des jambes, des articulations, etc., des douleurs sciatiques, de névralgies de toutes espèces sont guéries à Bagnoles comme par presque toutes les eaux thermales; cependant, pour toutes ces maladies, le choix d'une source est loin d'être indifférent, on doit attacher une grande importance à la cause, aux antécédens, à la constitution des malades surtout; et dans ces affections dues ou liées à un état lymphatique ou scrofuleux, les malades éprouveront les plus grands bienfaits de l'emploi des eaux de Bagnoles qui, tout en agissant localement, agissent plus utilement encore en modifiant toute la constitution.

Ainsi, parmi les affections articulaires qui se rattachent à l'état constitutionnel général dont je viens de parler, je citerai les trois dernières observations d'une maladie bien grave habituellement, je veux parler de coxalgie.

Un jeune garçon, d'une constitution scrofuleuse, avait, depuis des années, un allongement sensible d'une jambe; une saison entière à Bagnoles le guérit complètement.

Deux jeunes filles très lymphatiques qui, depuis des années, avaient cessé de marcher par suite de faiblesse de l'articulation de la hanche, y obtinrent une assez grande amélioration pour pouvoir recommencer à faire de courtes promenades au moment où finit la saison des bains.

Les Eaux de Bagnoles conviennent dans les affections laryngées de nature lymphatique avec cet état œdemateux de la muqueuse qui donne cette excessive susceptibilité de larynx à la plus légère humidité. Je connais plusieurs malades qui étaient pris subitement, à toutes variations de température, d'enrouement, d'aphonie même, qui ont éprouvé les plus heureuses et persistantes modifications de l'emploi de ces Eaux.

Les Eaux de Bagnoles sont utiles dans quelques affections cutanées. J'ai des observations de guérisons d'ophtalmies scrofuleuses anciennes et rebelles, d'ulcères atoniques; j'ai vu réunies, cette année, dans le même mois, cinq personnes atteintes de la même maladie; affection herpétique du conduit auditif, s'étendant à toute l'oreille externe, trois y furent entièrement guéries, les deux autres y furent très modifiées.

Une jeune fille de 13 ans ayant, depuis plusieurs années, à la face externe de l'avant-bras et à toute la partie interne d'une jambe une dartre furfuracée, guérit entièremeet en venant à Bagnoles deux années de suite.

Un jeune abbé, portant aux deux jambes une dartre de même nature, vit également disparaître cette affection.

Un jeune malade atteint d'une dartre squammeuse humide, ayant son siége sur toute la partie interne des jambes, donnant lieu à une exhalation d'un liquide ichoreux, obtint une guérison presque complète, malgré l'étendue et la gravité de la maladie, qui était héréditaire.

Tous les enfans présentant aux joues, au nez, des croûtes jaunes, persistantes, offrant les caractères des dartres crustacées et de différentes natures, y guérissent rapidement.

Mais je le répète avec la conviction que donnent l'observation et l'expérience, des milliers de faits l'attestent, tous les médecins qui se sont occupés de Bagnoles, et surtout le docteur Ledmé dans une remarquable brochure publiée en 1844, ont constaté la puissante et invariable efficacité de ces eaux dans les affections des voies digestives, dans toutes les chloro-anémies, les leucho-phlegmasies.

L'établissement de Bagnoles réunit toutes les conditions possibles de salubrité. Placé au milieu de l'immense forêt d'Andaine, un parc délicieux traversé par un torrent, hérissé de rochers et d'arbres verts, couvert de bruyères et de plantes aromatiques, on ne peut rien imaginer de plus pittoresque et de moins attendu au milieu de la splendide végétation de la Normandie.

M. le docteur Donné, qui publie dans le journal des Débats un voyage près des différentes Sources minérales de France, dans lequel on trouve reunis à tout l'attrait d'un charmant voyage écrit pour les gens du monde, les plus utiles enseignements sur tout ce qui se rattache à la connaissance, au choix et à l'hygiène des Eaux minérales; M. Donné, dans un de ces feuilletons publié le 20 août 1851, fait une description où il peint d'après nature et avec un charme extrême, toute la beauté du pays, le calme et la douceur de la vie de Bagnoles.

Bagnoles, 1er novembre 1851.

BIBLIOTHÈQUE NATIONALE IMPR. R.F.

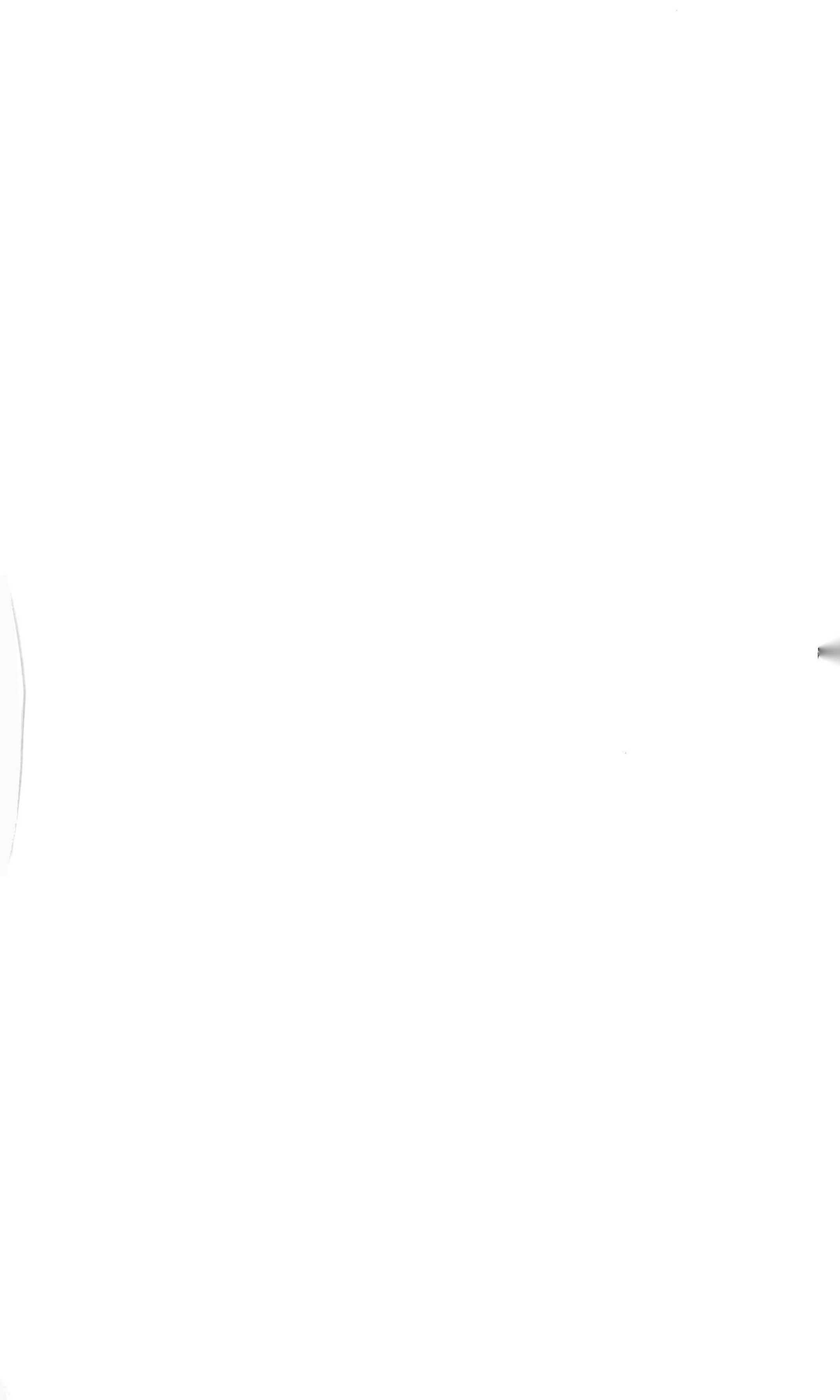

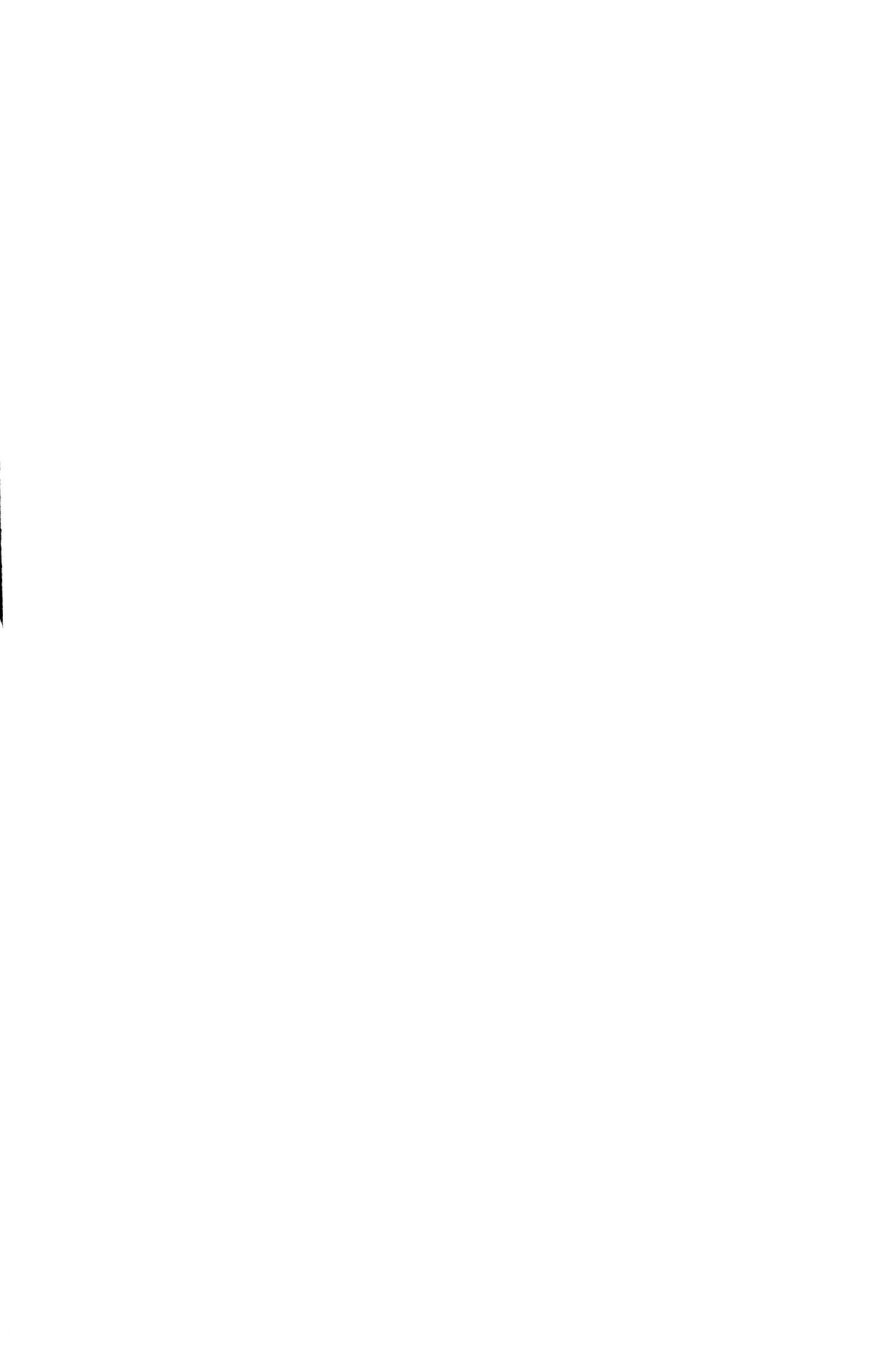

www.ingramcontent.com/pod-product-compliance
Ingram Content Group UK Ltd.
Pitfield, Milton Keynes, MK11 3LW, UK
UKHW020526230726
13925UKWH00005B/2243

DU PAIN A TOUS.

PARIS —IMPRIMERIE DE FÉLIX LOQUIN,
Rue Notre-Dame-des-Victoires, 16.